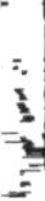

AF459057
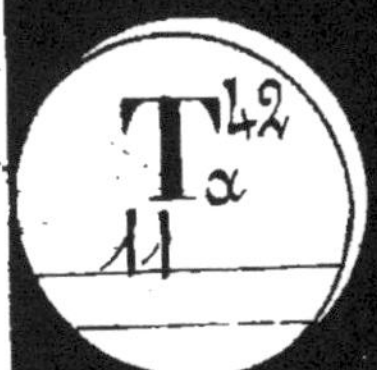
T 42 α
11

RECHERCHES

SUR

L'EMBRYOGÉNIE ET L'ANATOMIE COMPARÉE

DE L'ANGLE DE LA CHAMBRE ANTÉRIEURE

CHEZ LE POULET ET CHEZ L'HOMME

MUSCLE DILATATEUR DE LA PUPILLE

PAR

Ananias J. GABRIÉLIDÈS

Docteur en médecine de la Faculté de Paris

PARIS

G. STEINHEIL, ÉDITEUR

2, RUE CASIMIR-DELAVIGNE, 2

1895

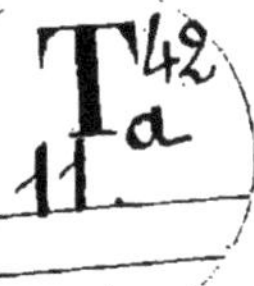

RECHERCHES

SUR

L'EMBRYOGÉNIE ET L'ANATOMIE COMPARÉE

DE L'ANGLE DE LA CHAMBRE ANTÉRIEURE

CHEZ LE POULET ET CHEZ L'HOMME

MUSCLE DILATATEUR DE LA PUPILLE

IMPRIMERIE LEMALE ET Cie, HAVRE

RECHERCHES

SUR

L'EMBRYOGÉNIE ET L'ANATOMIE COMPARÉE

DE L'ANGLE DE LA CHAMBRE ANTÉRIEURE

CHEZ LE POULET ET CHEZ L'HOMME

MUSCLE DILATATEUR DE LA PUPILLE

PAR

Ananias J. GABRIÉLIDÈS

Docteur en médecine de la Faculté de Paris

PARIS

G. STEINHEIL, ÉDITEUR

2, RUE CASIMIR-DELAVIGNE, 2

1895

RECHERCHES

SUR

L'EMBRYOGÉNIE ET L'ANATOMIE COMPARÉE

DE L'ANGLE DE LA CHAMBRE ANTÉRIEURE CHEZ LE POULET ET CHEZ L'HOMME

MUSCLE DILATATEUR DE LA PUPILLE

INTRODUCTION

Avant d'aborder le sujet de notre travail, qui nous a été inspiré par notre maître M. le professeur Panas, nous nous faisons un devoir de témoigner ici publiquement notre reconnaissance envers tous nos maîtres des Facultés de Paris et de Montpellier.

La sollicitude de notre maître, M. le professeur Panas, est au-dessus de tout remerciement. Nous n'oublierons jamais que c'est à lui que nous devons les modestes connaissances ophtalmologiques, que nous avons acquises pendant notre long séjour dans son service. Il nous donne une nouvelle preuve d'intérêt, en nous faisant l'honneur d'accepter la présidence de notre thèse ; qu'il reçoive l'expression de notre profonde reconnaissance.

M. le professeur Mathias Duval nous a beaucoup encouragé, en nous faisant l'honneur d'examiner nos préparations microscopiques et en approuvant le résultat de notre modeste travail; ses conseils nous ont été précieux. Nous n'en saurions trop le remercier.

Que MM. les docteurs Rochon-Duvigneaud et Albert Terson, nos chef de clinique et chef de laboratoire, soient persuadés que nous n'oublierons jamais l'amical intérêt qu'ils nous ont toujours porté. Nous remercions notre ami Cosmabey pour s'être gracieusement mis à notre disposition pour les traductions des auteurs allemands.

Le sujet qui va nous occuper, dans le présent travail, sera l'étude embryogénique de l'angle de la chambre antérieure chez le poulet et chez l'homme, avec leur anatomie comparée; l'embryogénie de l'iris chez le poulet et l'anatomie comparée du muscle dilatateur de la pupille chez ce dernier et chez l'homme.

Nous diviserons notre travail ainsi :

PREMIÈRE PARTIE

Chapitre premier. — *Embryogénie de l'angle de la chambre antérieure chez le poulet.*

Chapitre II. — *Embryogénie de l'angle de la chambre antérieure chez l'homme.*

DEUXIÈME PARTIE

Chapitre premier. — *Embryogénie de l'iris chez le poulet.*

Chapitre II. — *Muscle dilatateur de la pupille chez l'homme.*

PREMIÈRE PARTIE

CHAPITRE PREMIER

Embryogénie de l'angle de la chambre antérieure chez le poulet.

Pour se procurer les embryons nécessaires à cette étude, on a recours à l'incubation artificielle. Pour cela, voici comment on procède : on place des œufs fécondés et fraîchement pondus, dans une étuve à température constante, ou dans la couveuse artificielle de Voitellier (1) ; on leur donne une température humide de 39° à 40°. On a soin de retourner sur place les œufs matin et soir, sans trop les remuer. Le troisième jour les œufs sont mirés et ceux qui sont réellement fécondés, présentent au milieu une tache obscure, en forme d'araignée, qui n'est autre que l'embryon lui-même. A partir de ce moment, on n'a qu'à recueillir l'embryon, au jour voulu de son incubation.

Technique : On casse l'œuf par sa grosse extrémité ; la coquille largement ouverte, l'embryon est mis à nu et à l'aide de pinces, dans la coquille même ou mieux dans une solution de sulfate de soude, on l'isole complètement de ses annexes. Cela fait, on le met dans un cristallisoir contenant du liquide de Kleinenberg (2). Dans ce liquide l'embryon séjournera de six à

(1) VOITELLIER. *L'incubation artificielle.* Paris, 1894, p. 12.

(2) Nous tenons à en préciser la formule employée, puisée par nous dans la traduction du manuel technique d'histologie de Stöhr, p. 4. — On verse dans 2 c.c. d'une solution saturée d'acide picrique, 4 c.c. d'acide sulfurique pur ; il se

douze heures ; il en sera retiré ensuite et passé dans les alcools progressifs, à 36°, 60°, 95°, et absolu. L'embryon, ainsi durci, est placé dans une solution très liquide (très peu épaisse) de collodion, puis dans du collodion plus épais, et enfin dans du collodion très concentré lequel sert à faire l'inclusion définitive. Nous disons collodion et non celloïdine ; car la celloïdine n'est qu'un collodion chimiquement pur, très utile, à cet état, pour la photographie, mais inutile et même désavantageux pour l'histologie. En effet, le collodion humide, introduit dans la technique de la microtomie par M. le professeur Mathias Duval (1), a l'énorme avantage sur la celloïdine d'être de beaucoup plus transparent que celle-ci, condition très favorable pour l'orientation des pièces ; en plus, la celloïdine a le désavantage de se teindre par certaines matières colorantes.

Les coupes sont colorées au carmin de Mayer, hématoxyline, safranine, etc.

C'est selon cette technique, que nous avons préparé des coupes de tout âge ; nous n'étudierons que celles qui sont nécessaires pour l'étude de notre sujet.

Embryon de 5 jours. — Sur les coupes d'un embryon de cet âge, les yeux sont assez développés ; l'ensemble du globe oculaire est arrondi, sensiblement aplati sur ses pôles ; les deux couches de la rétine, proximale (pigmentée) et distale, sont accolées l'une contre l'autre et forment la vésicule secondaire optique ; la rétine, en avant, est en contact direct avec le cristallin.

L'ectoderme se réfléchit sur les côtés du globe oculaire, pour venir former la couche épithéliale de la cornée. Le mésoderme s'insinue entre la rétine et l'ectoderme ; arrivé au rebord de la rétine, il prolifère irrégulièrement entre la cornée et

produit un précipité abondant ; on laisse déposer une heure, on filtre et on additionne le liquide filtré de 600 c.c. d'eau distillée.

(1) Mathias Duval. *Société de biologie*, 1879, séance du 1er février. — *Journal de l'anatomie et de la physiologie normale et pathologique de l'homme et des animaux*, 1879, p. 185. — *Atlas d'embryologie*. Paris, 1889, p. 16.

le cristallin, où se trouve déjà de la substance fondamentale du mésoderme. Ces cellules mésodermiques proliférées se trouvent séparées des cellules ectodermiques par *la cornea propria* de Kessler (1), couche transparente d'origine ectodermique, d'après son histochromie (2), et qui s'étend un peu en dehors du rebord de la rétine. Vers la fin du cinquième et le commencement du sixième jour, le mésoderme proliféré se régularise, pour former l'endothélium de la cornée, et immédia-

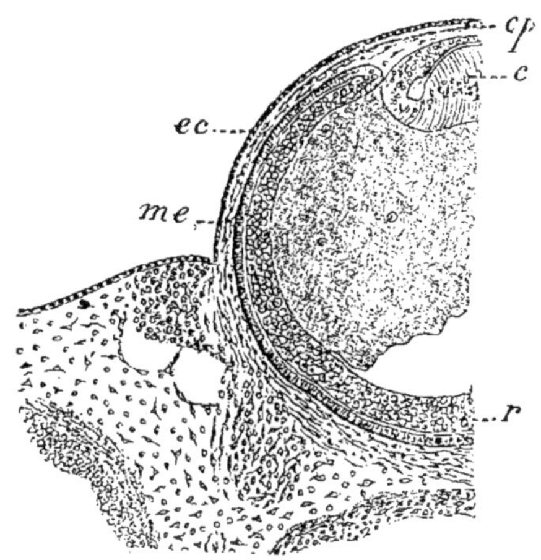

FIG. 1. — *me.*, mésoderme ; *ec.*, ectoderme ; *cp.*, cornea propria ; *r.*, rétine ; *c.*, cristallin.

tement après s'opère une nouvelle prolifération rapide des cellules mésodermiques, sur le point où le rebord de la rétine se touche avec le cristallin. Ce sont probablement ces deux actions, régularisation et prolifération rapide, qui donnent naissance à un vide, limité par les : cornée, cristallin et rétine, le quel vide est le premier vestige de la chambre antérieure ou *carrefour*.

(1) KESSLER. *Zur Entwickelung des Auges der Wirbelthiere*, Leipsig, 1877, p. 83.
(2) REAL Y BEYRO. Th. de Paris, 1885, p. 22.

Ce sont les organes environnant ce carrefour, qui vont nous occuper dans les jours suivants.

Embryon de sept jours. — La forme du globe oculaire se trouve changée dans sa partie antérieure ; la partie correspondant à la cornée s'est bombée, embrassant une courbure qui appartient à un cercle de rayon plus petit ; cette courbure part de l'endroit où la seconde prolifération des cellules mésodermiques s'est opérée, comme nous l'avons vu plus haut ; c'est probablement la poussée, produite par cette prolifération cellulaire, qui a donné naissance à la nouvelle courbure de la cornée.

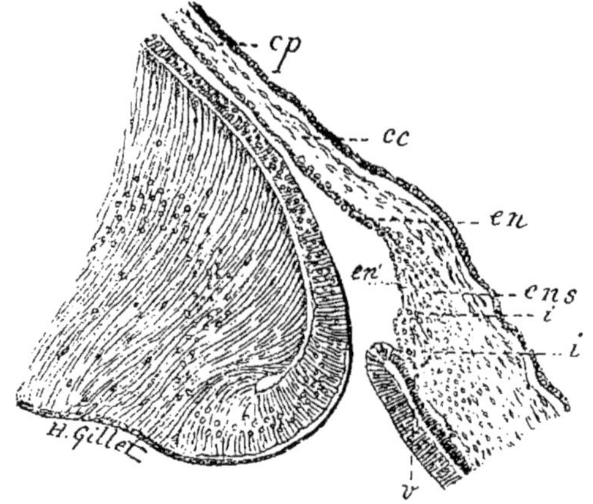

Fig. 2. — *cp.*, cornea propria ; *cc.*, charpente de la cornée ; *en.*, endothélium de la cornée ; *en'*, sa branche simple ; *ens.*, sa branche stratifiée ; *i.*, promontoir ; *v.*, vaisseau basal de l'iris.

La paroi du globe oculaire s'est épaissie à l'endroit de la prolifération, et des cellules proliférées se sont insinuées entre la cornea propria de Kessler et l'endothélium, pour former la charpente de la cornée. Entre cette dernière et l'endothélium, il n'existe en ce moment aucune couche de séparation ; ce n'est que vers le dix-neuvième jour, que l'on rencontre des traces de la membrane de Descemet, qui ne devient manifeste qu'après la naissance.

Dans l'angle du carrefour formé par la cornée embryonnaire et le bord de la vésicule optique secondaire, nous constatons un *promontoire* constitué par un amas de cellules mésodermiques ovalaires : c'est le premier vestige de l'iris.

L'endothélium cornéen se divise en deux branches en atteignant le promontoire. L'une est formée d'une seule rangée de cellules ; l'autre de quatre rangées régulièrement stratifiées. A la hauteur de la terminaison de la branche stratifiée, il existe une lumière vasculaire : c'est le vaisseau basal de l'iris.

Embryon de neuf jours. — On voit le promontoire, que nous avons étudié le septième jour, avancer comme un cap dans le carrefour et se placer entre la cornée et le cristallin, pour

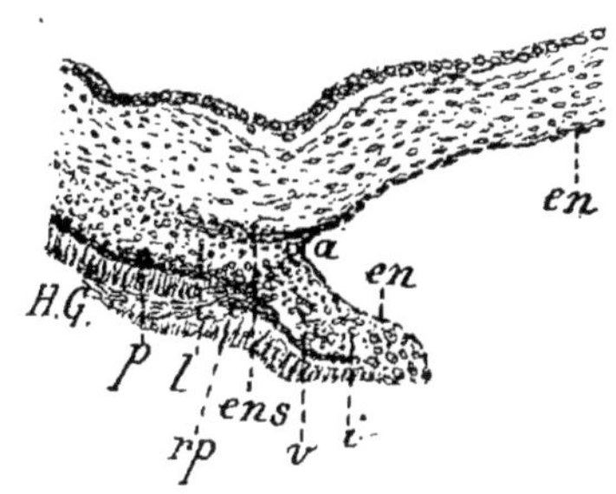

Fig. 3. — *en.*, endothélium de la cornée et de l'iris ; *a.*, angle de la chambre antérieure ; *ens.*, endothélium stratifié ; *v.*, vaisseau basal de l'iris; *i.*, iris ; *l.*, cellules clairsemées ; *rp.*, repli rétinien des procès ciliaires ; *p.*, cellules des procès ciliaires.

former l'iris. Sa présence forme ici avec la cornée, un angle dièdre, qui n'est autre que l'*angle de la chambre antérieure.*

La chambre antérieure est formée ; à sa formation, avec la courbure de la cornée et le développement de l'iris, contribue l'augmentation de volume du cristallin, combinée à un léger mouvement de recul.

A cette époque de l'évolution embryonnaire, les rapports des différentes parties, constituant et avoisinant l'angle de la chambre antérieure, ne sont plus les mêmes. Le pourtour de la vésicule secondaire optique, qui s'est développée en même temps que l'iris, avançant dans le carrefour par prolifération cellulaire, ne correspond plus à l'équateur du cristallin, mais il est en rapport direct avec la périphérie de sa face antérieure.

La branche de l'endothélium cornéen à une simple rangée tapisse ici l'angle et la face antérieure de l'iris. Les quatre couches régulièrement stratifiées conservent leur situation, mais elles n'ont plus ni la régularité dans leur stratification, ni leur rapport avec le vaisseau basal de l'iris ; en effet, ce vaisseau se trouve situé beaucoup plus en dedans par rapport à leur terminaison, entre le sommet de l'angle de la chambre antérieure qui est en avant, et le repli rétinien des procès ciliaires qui est en arrière.

Entre le repli rétinien des procès ciliaires, qui n'existait pas dans la précédente coupe et la couche stratifiée de l'endothélium cornéen, existent maintenant deux autres groupes cellulaires, l'un antérieur, formé de cellules ovalaires clairsemées qui, comme nous le verrons, donneront naissance au ligament pectiné ; l'autre postérieur, plus dense, en rapport direct avec la rétine et qui donnera naissance à la partie conjonctive des procès ciliaires.

Nous avons donc au neuvième jour l'iris formé ; l'angle de la chambre antérieure est coiffé par le mésoderme, différencié en trois groupes de cellules : le groupe supérieur formé par le prolongement de l'endothélium cornéen ; le groupe inférieur formé par des cellules en rapport immédiat avec la couche rétinienne ; et entre ces deux groupes, le moyen formé par les cellules clairsemées.

C'est le développement de ces trois groupes de cellules qui va nous occuper dans les onzième, treizième et quinzième jours.

Embryon de onze jours. — L'iris, beaucoup plus développé, avance sur la face antérieure du cristallin. La couche unique de l'endothélium cornéen tapisse toujours toute la surface antérieure de l'iris. Quant au prolongement de la couche cornéenne endothéliale stratifiée, il est formé ici par un amas compact de cellules rondes qui ne portent pas de prolongements, et l'on ne saurait plus conclure, d'après sa direction, de son origine.

L'amas de ces cellules se prolonge en dehors par un autre amas, mais plus étroit; ce sont les cellules de ce dernier qui donneront naissance, comme nous le verrons, au muscle ciliaire.

Le groupe des cellules clairsemées qui, dans la précédente coupe, ne dépassait pas les limites de la couche endothéliale cornéenne stratifiée d'un côté et le sommet de l'angle de la

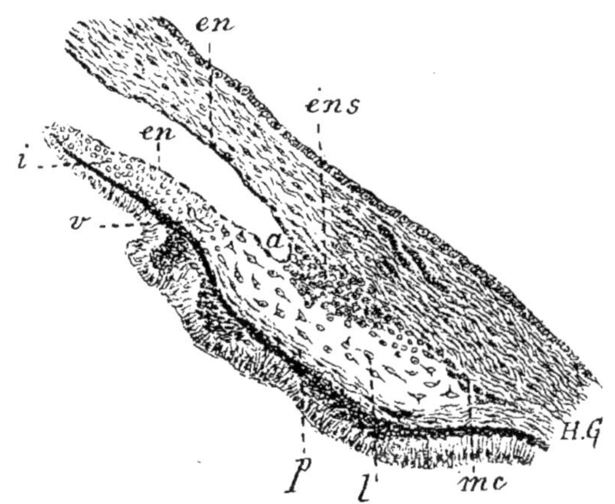

FIG. 4. — *en.*, endothélium simple de la cornée ; *ens.*, endothélium stratifié ; *a.*, angle de la chambre antérieure ; *b.*, cellules clairsemées ; *p.*, cellules des procès ciliaires ; *i.*, iris ; *v.*, son vaisseau basal ; *mc.*, cellules du muscle ciliaire.

chambre antérieure de l'autre, dépasse maintenant ces deux limites et se trouve en arrière de l'amas, qui, comme nous l'avons dit, formera le muscle ciliaire, et s'étend bien au delà du sommet de l'angle de la chambre antérieure, formant la paroi postérieure de cet angle. En ce qui concerne la forme de ces cellules, nous les trouvons munies de prolongements, mais excessivement petits.

Le groupe des cellules qui se trouvaient en arrière de celles du ligament pectiné, conserve toujours ses rapports, mais la forme des cellules qui le composent se trouve changée; elles émettent des prolongements filamenteux et sont en voie de transformation conjonctive.

Le vaisseau basal de l'iris se trouve en face du premier repli du procès ciliaire, mais loin en dedans du sommet de l'angle de la chambre antérieure.

Embryons de treize jours. — L'iris continue son développement; son vaisseau basal correspond toujours aux procès

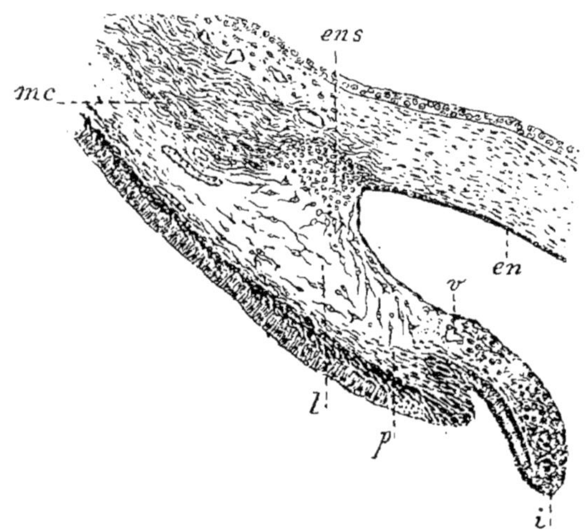

Fig. 5. — *en.*, endothélium simple de la cornée; *ens.*, amas des cellules endothéliales cornéennes; *l.*, cellules clairsemées; *mc.*, amas des cellules du muscle ciliaire; *p.*, cellules des procès ciliaires; *i*, iris; *v.*, son vaisseau basal.

ciliaires et se trouve placé encore plus en dedans que précédemment.

La couche unique de l'endothélium cornéen contourne l'angle et recouvre les cellules du groupe clairsemé et la face antérieure de l'iris.

L'amas des cellules endothéliales cornéennes est plus développé. Convexe à sa partie antérieure, il est beaucoup plus épais du côté interne que du côté externe, où il se continue en s'effilant avec l'amas des cellules du muscle ciliaire; ces dernières cellules sont plus allongées et plusieurs d'entre elles portent deux noyaux.

Les cellules du tissu conjonctif comblent les replis ciliaires de la rétine et complètent le développement des procès ciliaires.

Tout l'espace qui reste entre le tissu conjonctif des procès ciliaires, la base de l'iris et son vaisseau basal, les amas cellulaires endothélial cornéen et musculaire, tout cet espace est rempli par les cellules clairsemées. Ces cellules, tout en suivant leur développement, embrassent une double direction en forme de V, largement ouvert, dont le sommet serait dirigé en avant, et la partie ouverte serait semée par des cellules de même nature mais sans direction marquée. C'est la direction des cellules, formant la branche interne du V, qui fait que l'angle de la chambre antérieure change de forme pour devenir plus large.

EMBRYON DE QUINZE JOURS. — L'iris continue à augmenter de dimensions ; son artère basale correspond toujours au premier repli des procès ciliaires.

L'endothélium simple de la cornée contourne et recouvre l'angle, les cellules du ligament pectiné et la face antérieure de l'iris.

L'amas des cellules endothéliales, présente les mêmes rapports et dispositions, sauf à son bord supérieur, où apparaît une lumière vasculaire qui est l'ouverture du *canal de Schlemm* (dont l'apparition se fait au quatorzième jour).

Les cellules du ligament pectiné ont la même disposition, mais le nombre et les dimensions des prolongements se trouvent augmentés.

Le sommet de l'angle de la chambre antérieure ne se trouve plus couronné par l'amas cellulaire endothélial, mais par les cellules du ligament pectiné, qui s'y sont interposées en soulevant l'endothélium cornéen unique qui les tapisse.

Après le quinzième jour, nous n'assistons plus à l'apparition de nouveaux organes, mais tout simplement au perfectionnement des cellules du ligament pectiné, au développement des cellules du muscle ciliaire, à la précision des limites de ses insertions, et à l'agrandissement du canal de Schlemm (lequel

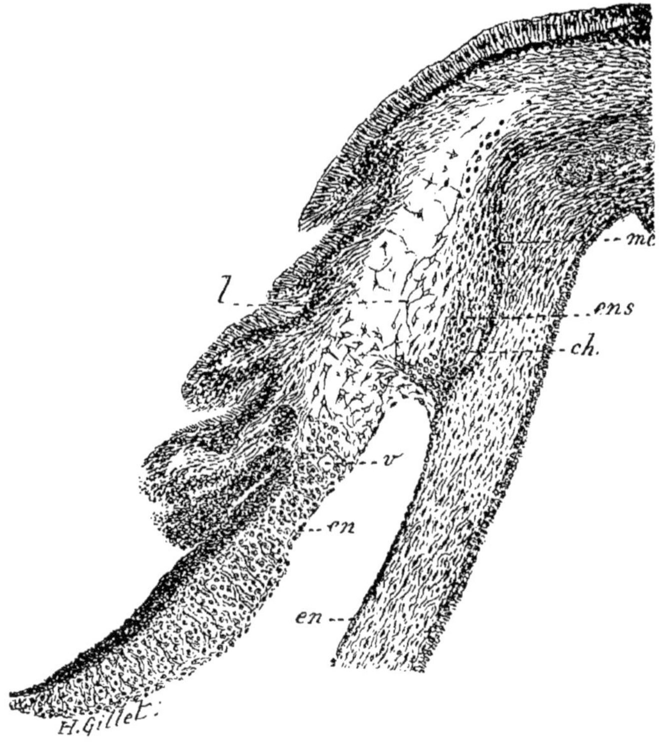

Fig. 6. — *en.*, endothélium de la cornée ; *ens.*, amas des cellules endothéliales ; *ch.*, canal de Schlemm ; *l.*, cellules du ligament pectiné ; *en.*, endothélium de l'iris ; *mc.*, cellules du muscle ciliaire.

se présente souvent divisé en deux ou trois petits canaux, et l'on remarque sur sa paroi antérieure des embouchures vasculaires).

Au lieu donc d'étudier séparément toutes les coupes des jours qui suivent le quinzième, nous examinerons la coupe de la région qui nous occupe, sur un poulet adulte ; elle nous donnera ces différentes parties dans leur complet développement.

POULET ADULTE. — Sur une coupe horizontale de l'œil d'un poulet adulte, on constate ce qui suit :

L'endothélium simple de la cornée passe sur le ligament pectiné en le tapissant, pour arriver et tapisser à son tour l'iris.

L'amas des cellules endothéliales est formé par des cellules rondes, entre lesquelles se trouve une substance anhiste, semblable à la membrane de Descemet. Cet amas, très épais à son extrémité interne, s'effile du côté externe en une bande de cellules légèrement allongées par le tassement ; c'est cette bande qui forme la paroi postérieure du canal de Schlemm.

Le canal de Schlemm est immensément grand et affecte la forme d'un ovoïde allongé, dont la grosse extrémité regarde en dedans et l'extrémité effilée en dehors ; les parois de ce canal sont en rapport : en avant et dans sa moitié interne, avec la cornée ; en avant et dans sa moitié externe, avec le muscle ciliaire ; en arrière, avec la bande des cellules endothéliales ; en dedans, avec l'amas des cellules endothéliales, qui coiffent cette extrémité en empiétant sur sa face postérieure ; en dehors, avec l'angle que forment en se rencontrant le muscle ciliaire avec la bande endothéliale. (Fig. 11.)

Les cellules du ligament pectiné sont complètement changées d'aspect ; leurs prolongements sont augmentés de calibre et se présentent à nous sous forme de bandelettes, dans l'épaisseur desquelles se trouvent logées les cellules en leur imprimant un relief. Ces bandelettes prennent leur insertion antérieure sur la partie épaisse de l'amas des cellules endothéliales et de là elles s'épanouissent pour venir se terminer sur la partie externe de la face antérieure de l'iris et sur le tissu conjonctif des procès ciliaires. Quelques rares cordelettes prennent leur insertion antérieure sur la paroi postérieure du canal de Schlemm.

D'après l'embryogénie du ligament pectiné, comme nous l'avons vu, nous ne saurions le considérer comme provenant

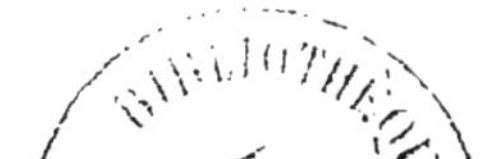

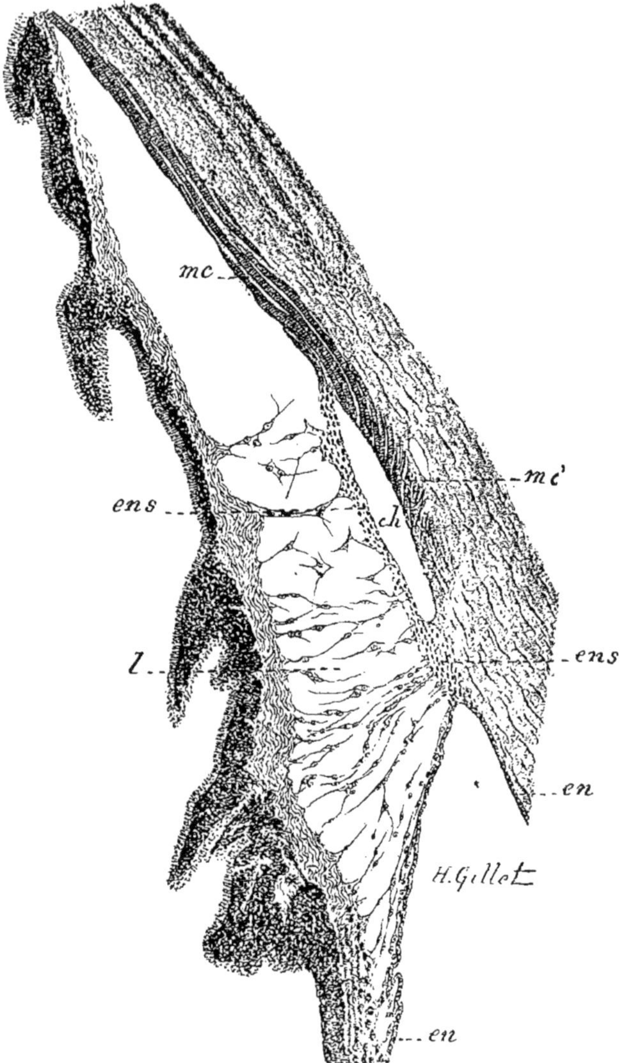

FIG. 7. — *Ch.*, canal de Schlemm ; *mc.*, muscle ciliaire ; *mc'.*, sa partie cramptonienne ; *ens.*, amas de cellules endothéliales cornéennes, et paroi postérieure du canal de Schlemm ; *l.*, ligament pectiné ; *en.*, endothélium simple de la cornée et de l'iris.

NOTA. Pour mettre en évidence les transformations du ligament pectiné, nous devons ajouter ici cette figure, prise sur un poussin de deux jours.

de la membrane de Descemet (1), ainsi qu'on l'a décrit. La membrane de Descemet est étrangère au ligament pectiné.

L'angle de la chambre antérieure est toujours tapissé par l'endothélium simple. Le sommet de l'angle correspond à l'amas endothélial cornéen et à l'insertion antérieure des fibres du ligament pectiné sur cet amas ; les fibres les plus internes du ligament constituent la paroi postérieure de l'angle.

Le muscle ciliaire est constitué de deux parties : une antérieure (cramptonienne) et l'autre postérieure ; l'antérieure s'insère à la limite de la cornée et de la sclérotique d'une part, et à la face postérieure de la sclérotique d'autre part ; la postérieure, sur la moitié externe de la paroi antérieure du canal de Schlemm et, d'autre part, très loin sur la choroïde.

En résumé, de tout ce qui précède, il résulte que tous les organes, que nous avons étudiés, dérivent *du système mésodermique* ; le mésoderme qui entoure le pourtour de la vésicule optique se différencie aux différentes époques de l'histogénie pour donner :

1° Les parois du canal de Schlemm (endothélium de la cornée, quatorzième jour).

2° L'endothélium de la cornée (sixième jour).

3° Le ligament pectiné (cellules clairsemées, neuvième jour).

4° Le tissu conjonctif des procès ciliaires (mésoderme situé entre les cellules clairsemées et la rétine, neuvième jour).

5° Le muscle ciliaire (onzième jour).

(1) KÖLLIKER. *Eléments d'histologie humaine*, 1856, p. 663. — RANVIER. *Leçons d'anatomie générale. Cornée*, 1881, p. 338. — SAPPEY. *Traité d'anatomie descriptive*, 1889, t. III, p. 716. — WALDEYER. *Traité complet d'ophtalmologie*, par de WECKER et LANDOLT, 1886, t. II, p. 69.

CHAPITRE II

Embryogénie de l'angle de la chambre antérieure chez l'homme.

Pour établir l'homologie embryogénique chez l'homme et chez le poulet, il nous faudra étudier l'homogénie, de la région qui nous occupe, chez l'homme.

Les trois coupes qui suivent, coupes pratiquées sur des fœtus de 3 et 7 mois et sur l'œil adulte, nous suffiront.

Fœtus humain de trois mois. — L'iris, assez bien développé, couvre la périphérie du cristallin. L'endothélium de la cornée, simple à son centre, se stratifie en atteignant l'angle de la chambre antérieure, comme chez le poulet, et se divise en deux couches : l'une, simple, contourne l'angle, pour venir tapisser la face antérieure de l'iris ; l'autre, stratifiée, se dirige directement en dehors. En arrière de cette dernière couche, nous avons un espace contenant des cellules clairsemées, dont quelques-unes sont munies de petits prolongements ; ce sont ces cellules qui nous donneront, comme chez le poulet, le ligament pectiné.

Immédiatement en dehors des cellules du ligament pectiné, commence le muscle ciliaire, qui est bien développé.

L'angle de la chambre antérieure est couronné, exactement comme chez le poulet, par les cellules endothéliales cornéennes et les cellules clairsemées.

La membrane de Descemet n'existe pas à cet âge.

L'analogie entre cette coupe et ce que nous savons déjà sur le développement embryogénique chez le poulet, est évidente;

nous y reconnaissons des éléments rencontrés sur divers âges d'embryons de poulet.

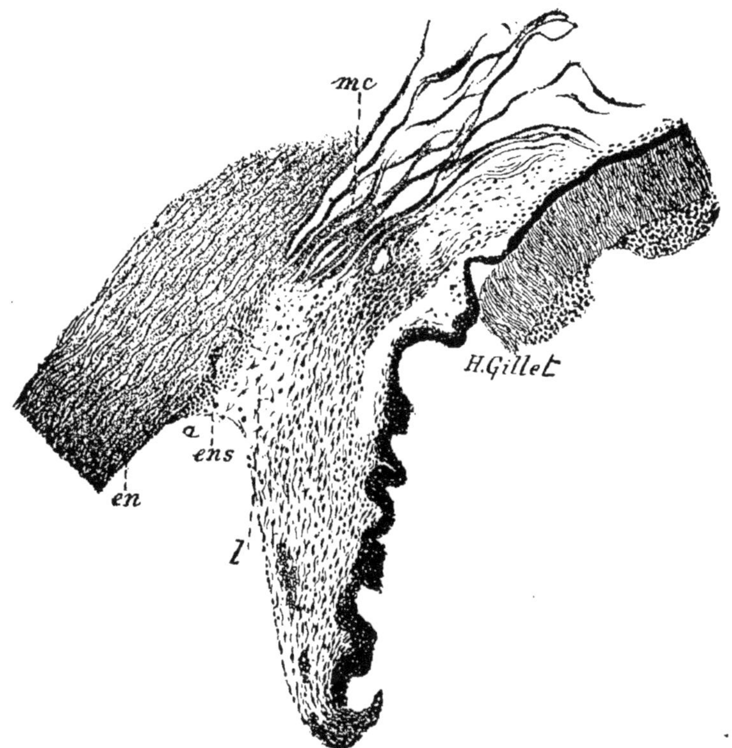

Fig. 8. — *en.*, endothélium simple de la cornée ; *ens.*, amas des cellules endothéliales stratifiées ; *l.*, cellules du ligament pectiné ; *a.*, angle de la chambre antérieure ; *mc.*, muscle ciliaire.

Fœtus de sept mois. — L'iris a atteint son complet développement. L'endothélium simple de la cornée contourne l'angle et passe sur le ligament pectiné, pour venir tapisser l'iris. L'endothélium stratifié conserve sa direction et vient former la paroi postérieure du canal de Schlemm ; mais contrairement à ce que nous avons vu chez le poulet, les cellules qui le composent prennent une forme trabéculaire. La membrane de Descemet est nettement visible.

Le ligament pectiné a atteint son complet développement; il est formé par des trabécules, renfermant leurs cellules; mais nous n'avons pas ici la régularité de direction, comme chez le poulet. En s'anastomosant ces trabécules délimitent des espaces, qui sont connus sous le nom d'espaces de Fontana.

Le muscle ciliaire conserve sa place; mais il se trouve, con-

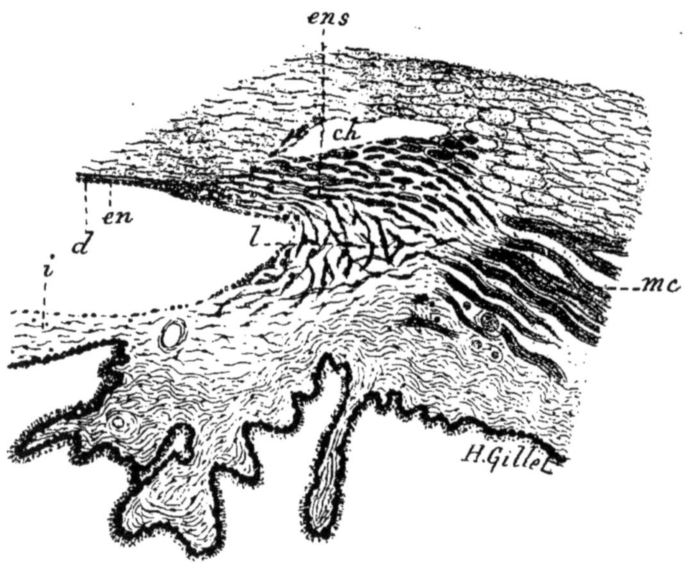

FIG. 9. — *en.*, endothélium simple de la cornée; *ens.*, paroi postérieure du canal de Schlemm ; *ch.*, canal de Schlemm ; *l.*, ligament pectiné ; *d.*, membrane de Descemet ; *i.*, iris ; *mc.*, muscle ciliaire.

trairement à ce que nous savons pour le poulet, loin en dehors du canal de Schlemm, avec lequel il n'a aucun rapport.

ŒIL ADULTE. — L'iris ne nous offre rien de particulier ; rien non plus à remarquer sur la membrane de Descemet.

Il n'en est pas de même pour le ligament pectiné, qui a complètement disparu. L'espace qu'il occupait reste vide, la chambre antérieure se trouve agrandie ; l'angle, qui se trouve transporté à la place du ligament disparu, est limité par la paroi postérieure du canal de Schlemm, l'insertion du muscle ciliaire et la base de l'iris. C'est à notre chef de clinique, le Dr Rochon-Duvigneaud (1), que revient l'honneur d'avoir le premier démontré que l'angle de la chambre antérieure, chez l'homme, correspond à la place qu'occupait dans la vie fœtale le ligament pectiné.

Le muscle ciliaire est formé d'une seule partie ; il s'insère d'une part au sommet de l'angle, d'autre part à la choroïde. Les cellules qui le composent sont des fibres-cellules.

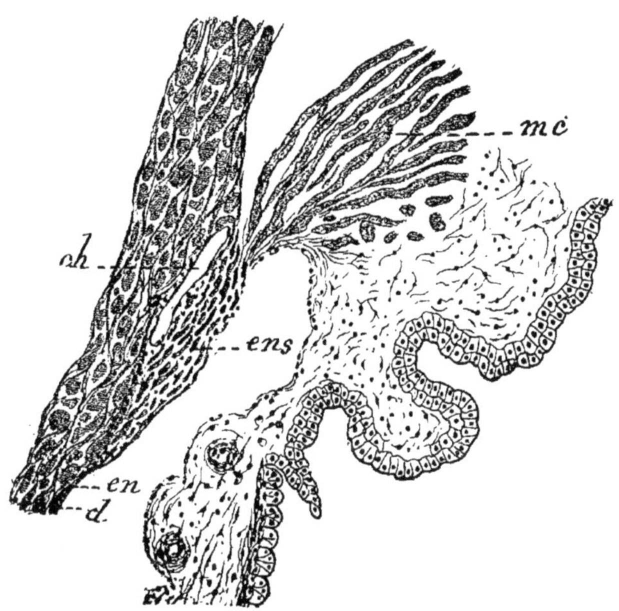

FIG. 10. — *d.*, membrane de Descemet ; *en.*, endothélium simple de la cornée ; *ens.*, paroi postérieure du canal de Schlemm ; *ch.*, canal de Schlemm ; *mc.*, muscle ciliaire.

En résumé, si nous cherchons à établir l'homologie des différentes parties que nous avons étudiées chez le poulet et chez l'homme, nous trouvons que :

(1) ROCHON-DUVIGNEAUD. *Recherches sur l'angle de la chambre antérieure et le canal de Schlemm*. Th. de Paris, 1892, et *Précis iconographique de l'anatomie normale de l'œil*, 1895.

1° L'endothélium cornéen stratifié forme la paroi postérieure du canal de Schlemm ;

2° Le ligament pectiné, qui suit chez l'homme le même développement que chez le poulet, disparaît chez l'un après le septième mois et persiste chez l'autre;

3° L'endothélium simple de la cornée tapisse complètement la chambre antérieure chez le poulet et chez l'homme ;

4° Le muscle ciliaire est formé de deux parties et de fibres striées, chez le poulet, d'une seule partie et de fibre-cellules, chez l'homme. En plus, il diffère par ses insertions internes;

5° Tous ces organes appartiennent chez tous les deux au système mésodermique.

DEUXIÈME PARTIE

CHAPITRE PREMIER

Embryogénie de l'iris chez le poulet.

Jusqu'ici, nous avons étudié tous les organes qui entourent l'angle de la chambre antérieure, sauf l'iris, pour lequel nous réservions ce chapitre particulier.

L'embryon de poulet de 7 jours nous présentait un promontoire, première ébauche de l'iris, qui occupait l'angle du carrefour. A cette époque, l'iris est constitué par des cellules mésodermiques, sans caractère spécial.

Le *neuvième jour*. L'iris avance dansla chambre antérieure. Dans cette nouvelle position, il est doublé en arrière par les deux feuillets de la rétine, qui l'ont accompagné dans son avancement ; de ces deux feuillets l'antérieur seul est pigmenté.

A la base de l'iris, en face de son vaisseau basal, on voit le replis des procès ciliaires formé, à cet âge, par la rétine seule.

Les cellules de l'iris sont plus serrées vers le bord de la pupille.

Le *onzième jour*. La disposition est la même; nous n'avons rien de particulier à signaler, si ce n'est que le tout est plus développé et que, sur toute l'étendue de l'iris, les cellules sont aussi serrées.

Le *treizième jour*. L'aspect de l'iris change ; les cellules constituantes de l'iris sont des cellules rondes formant de petits groupes, entourés par les prolongements des cellules conjonctives. Ces dernières sont plus nombreuses en arrière du sphincter. Les deux couches de la rétine sont également pigmentées. Les replis des procès ciliaires sont comblés par des cellules conjonctives. Entre la rétine et les groupes cellulaires de l'iris, on distingue des cellules légèrement allongées, sans prolongements, qui n'atteignent pas le bord pupillaire.

Le *quinzième jour*. La couche rétinienne de l'iris est formée par la fusion des deux couches précédemment décrites. Les cellules légèrement allongées conservent leur position ; les groupes cellulaires, qui occupaient toute la largeur de l'iris, sont de beaucoup plus nets ; tout à fait en avant nous avons, comme sur les précédentes coupes, la rangée endothéliale cornéenne. Entre ces cellules et les groupes cellulaires, on trouve des sections vasculaires.

Les jours suivants, les cellules légèrement allongées augmentent de longueur et prennent des directions obliques ou radiées ; leurs noyaux se multiplient et le vingt et unième jour on distingue les striations qui caractérisent les fibres musculaires, lesquelles se complètent deux jours après l'éclosion.

En même temps, les groupes des cellules rondes se délimitent nettement, et avec l'aide des coupes parallèles, nous voyons que nous sommes en présence de fibres musculaires striées, coupées perpendiculairement à leur axe longitudinal. Ces deux couches se trouvent séparées par du tissu conjonctif.

Pour éviter des redites inutiles, nous ne donnerons les rapports et les détails sur les muscles, qu'en les étudiant sur l'iris adulte.

Iris adulte. — Pour faire un examen histologique exact de l'iris et se rendre compte de la disposition et des rapports des éléments qui le composent, on doit s'adresser à trois différentes coupes, pratiquées suivant trois plans différents, à savoir : plan radié; plan perpendiculaire à la surface de l'iris, sans empiéter sur la pupille; plan parallèle à ses deux surfaces.

Coupe radiée. — Sur cette coupe, en allant de la face antérieure à la face postérieure, on rencontre :

1° Une couche endothéliale, qui n'est autre que la couche endothéliale cornéenne, qui, après avoir tapissé la face postérieure de la cornée, s'est recourbée pour venir tapisser l'angle de la chambre antérieure et la face antérieure de l'iris;

2° Une couche conjonctive, mince, riche en vaisseaux;

3° Une couche formée par des sections de cylindres, transversalement coupés et entourés de tissu conjonctif. En employant un plus fort grossissement, on voit aisément que ces cylindres sont composés par des champs de Cohnheim et, comme nous le verrons plus tard, cette couche n'est formée que par des fibres musculaires striées, qui constituent le sphincter irien. Cette couche occupe toute la largeur de l'iris; elle est plus épaisse dans sa moitié externe que dans sa moitié interne;

4° Une couche, très épaisse, de tissu conjonctif. Cette couche est sillonnée, dans sa moitié externe, par des fibres musculaires striées qui, parties du tissu conjonctif du corps ciliaire, se terminent par des tendons (visibles dans des coupes colorées par la safranine), les unes dans la couche même et les autres, après s'être recourbées en avant, dans le tissu conjonctif périfasciculaire du muscle sphincter de la pupille;

5° Une couche musculaire striée, formée par des fibrilles, qui, parties aussi du tissu conjonctif des procès ciliaires, diminuent en chiffres en avançant vers le bord pupillaire, de sorte qu'en atteignant ce bord, il ne reste plus que les deux postérieures, qui font tout ce parcours bien tendues et accolées presque l'une contre l'autre; arrivées au bord pupillaire, elles s'insèrent sur le tissu conjonctif, qui sépare cette couche du sphincter. Les autres fibrilles s'arrêtent, en route, dans la précédente couche de tissu conjonctif;

6° Une couche pigmentée, appartenant à la rétine, qui fait suite aux couches rétiniennes des procès ciliaires, pour atteindre le bord pupillaire; cette couche est directement appliquée

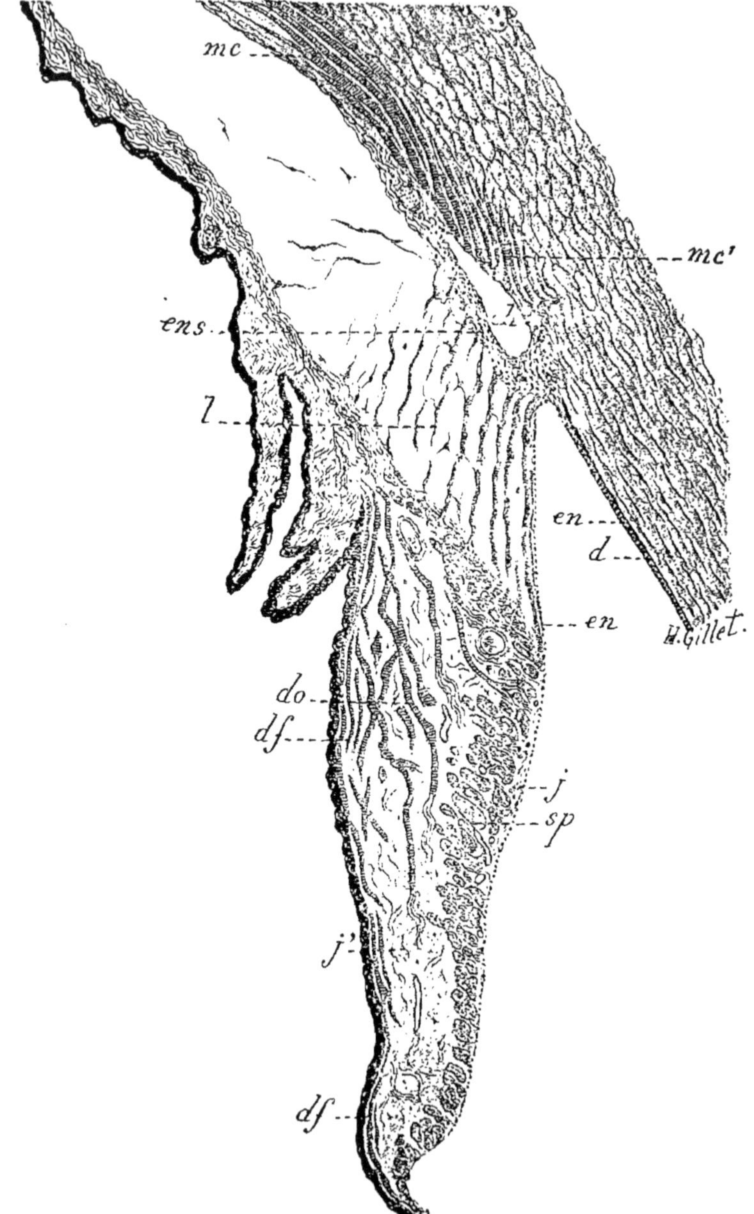

FIG. 11. — *ens.*, paroi postérieure du canal de Schlemm, *ch.*; *en.*, endothélium simple de la cornée; *d.*, membrane de Descemet; *l.*, ligament pectiné; *mc.*, muscle ciliaire; *mc'.*, sa partie cramptonienne; *j.*, couche conjonctive mince; *j'.*, couche conjonctive épaisse; *sp.*, sphincter irien; *do.*, dilatateur oblique; *d.f.*, dilatateur à fines fibrilles.

sur les fibres musculaires précédemment décrites, sans interposition d'autre couche. C'est la fusion des deux couches épithéliales de l'iris qui la forment.

Coupe selon un plan perpendiculaire à la surface de l'iris sans empiéter sur la pupille. — Nous étudierons une coupe passant près du bord ciliaire, pour y avoir la coupe des fibres musculaires, qui sillonnaient, dans la coupe radiée, la couche

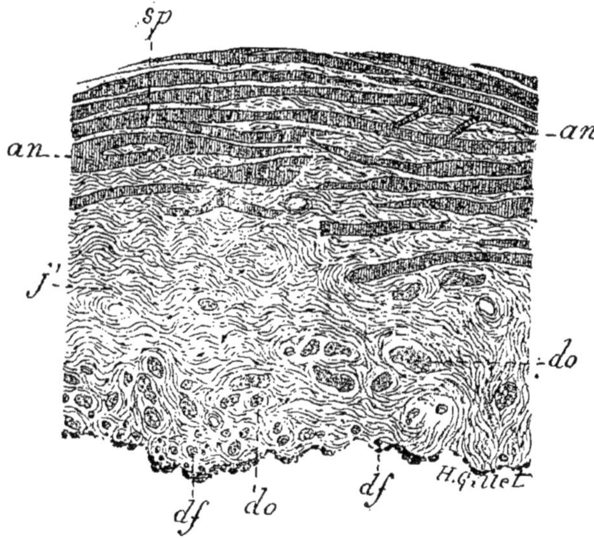

FIG. 12 — *sp*, sphincter; *df*, dilatateur à fines fibrilles ; *do*, dilatateur oblique ; *j*, couche conjonctive épaisse ; *an*, anastomoses du sphincter.

Nota. — Les deux premières couches ne se voient pas dans cette figure, parce que la coupe passe près du bord ciliaire.

conjonctive épaisse. En examinant cette coupe, dans le même ordre que précédemment, nous avons :

1° La couche endothéliale ;

2° La mince couche conjonctive, riche en vaisseaux ;

3° La couche qui, sur la coupe radiée, se présentait formée par des champs de Cohnheim, est formée ici par la couche de fibres musculaires striées, coupée parallèlement à leur axe longitudinal et disposées assez régulièrement ;

4° Nous avons, comme dans la coupe radiée, la couche conjonctive épaisse, mais ici elle n'est plus sillonnée, comme prédemment, par des faisceaux musculaires, ces faisceaux étant coupés perpendiculairement à leur axe longitudinal ;

5° Des faisceaux musculaires, coupés perpendiculairement à leur axe longitudinal, plus petits que les précédents et qui correspondent à la couche musculaire striée de la coupe radiée, qui va des procès ciliaires à la pupille ;

6° La couche pigmentée rétinienne.

Coupes parallèles aux deux faces de l'iris.— TECHNIQUE : On divise le globe oculaire en deux segments, par une incision passant à deux millimètres et demi du limbe scléro-cornéen. On prend le segment antérieur, on en enlève le cristallin et on l'étale, à l'aide d'épingles, sur un morceau de liège, la cornée tournée contre le liège ; puis, avec une petite spatule introduite entre la sclérotique et le muscle ciliaire, on décolle l'angle irido-cornéen et l'on en détache l'iris. L'iris détaché est divisé en trois ou quatre morceaux. Ces morceaux seront soigneusement étalés à l'aide d'épingles sur du liège, et ainsi préparés on les met pendant vingt-quatre heures dans le mélange suivant :

Alcool à 36°..................................	50 c.c.
Acide formique pur	5 c.c.

Ce laps de temps passé, on lave à l'eau coulante et on les passe dans les alcools progressifs. Cela fait, on détache les morceaux d'iris et on en enlève si l'on veut les procès ciliaires. L'iris ainsi isolé, est placé dans du collodion faible, plus fort et on l'y inclut. Cette inclusion demande quelques soins ; on doit choisir des cristallisoirs à fond bien plat et l'on inclut en ayant soin de placer la face antérieure de l'iris contre le fond du cristallisoir.

L'inclusion faite lentement, on enlève le gâteau et l'on a ainsi un iris aussi plat que le fond du cristallisoir. En suivant cette technique, on peut pratiquer facilement seize coupes complètes dont l'examen sérié suit :

1er. Dans cette première coupe on est en présence de l'endothélium, qui repose sur du tissu conjonctif et des sections de vaisseaux.

2e. Tissu conjonctif formé par des cellules ovoïdes munies de prolongements ; cette couche est la plus riche, de toutes celles qui vont suivre, en sections vasculaires.

3e. Même tissu conjonctif avec de rares fibres musculaires.

4e, 5e, 6e, 7e. Fibres musculaires striées, coupées parallèlement à leur axe longitudinal et embrassant une direction circulaire, autour du bord pupillaire. Ces fibres, qui occupent toute la largeur de l'iris, d'abord irrégulièrement disposées, les unes par rapport aux autres, deviennent ensuite sensiblement parallèles entre elles pour reprendre de nouveau une disposition irrégulière. Leurs fibrilles sont remarquables par les anastomoses qu'elles présentent.

Leur direction circulaire, autour de l'ouverture de la pupille, indique nettement leur fonction, qui consiste à rétrécir la pupille. C'est à l'ensemble de ces fibres qu'on a donné le nom de muscle sphincter de la pupille.

8e, 9e. Coupes de fibres musculaires striées, radiées, irrégulièrement disposées, s'anastomosant rarement entre elles et se dirigeant du bord ciliaire au bord pupillaire, sans toutefois l'atteindre. Dans ces mêmes coupes on voit, vers le bord pupillaire, des fibres circulaires appartenant au sphincter.

10e. Pareille aux précédentes mais dépourvue de fibres musculaires.

11e, 12e, 13e, 14e. Coupes de tissu conjonctif contenant quelques rares fibres musculaires à direction radiée.

15e. Coupe des fibres musculaires, radiées, fines, partant du bord ciliaire et se terminant au bord pupillaire ; ces fibres sont droites, fines, régulièrement disposées et sans anastomoses entre elles.

La direction des fibres musculaires radiées, que nous avons dans les huitième, neuvième et dixième coupes d'une part, et dans la quinzième d'autre part, parle assez nettement en faveur du nom de muscle dilatateur de la pupille qui lui a été donné.

16e Épithélium rétinien, ne se prêtant à aucune description à cause de l'abondance de pigment.

Les coupes que nous venons d'étudier nous donnent une idée exacte de la musculature de l'iris, mais la mise en dessin de ses nombreuses coupes demande un travail, qui peut être

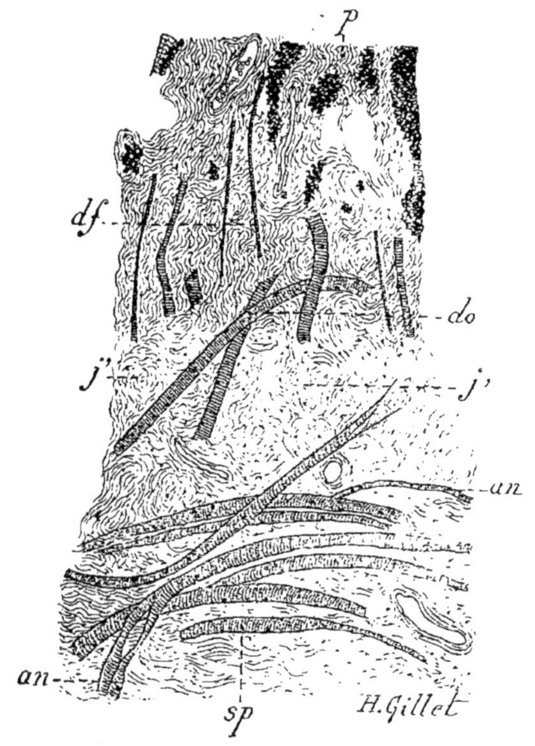

Fig. 13. — *p.*, procès ciliaires ; *df.*, dilatateur à fines fibres ; *do*, dilatateur oblique ; *sp.*, sphincter avec ses anastomoses, *an* ; *j'*., tissu conjonctif épais.

facilement évité, si l'on a recours à une coupe oblique par rapport aux surfaces de l'iris ; une pareille coupe est d'autant préférable qu'elle met d'emblée sous les yeux les détails que nous avons étudiés jusqu'ici.

En examinant cette coupe, nous rencontrons, immédiatement

après les procès ciliaires, des fines fibres musculaires radiées; après celles-ci, des fibres musculaires plus épaisses à direction obliquement radiée, parmi lesquelles il en est qui viennent se perdre jusque dans les fibres sphinctériennes, sans toutefois s'anastomoser avec elles. Entre les fibres radiées et les fibres obliques du sphincter, il existe une couche abondante de tissu conjonctif.

En résumé, les différentes couches qu'on rencontre dans l'iris du poulet en allant d'avant en arrière sont :

1. — Couche endothéliale ;
2. — Couche vasculo-conjonctive ;
3. — Couche sphinctérienne ;
4. — Couche conjonctivo-musculaire ;
5. — Couche musculaire à fines fibres ;
6. — Couche épithéliale.

C'est la partie musculaire de la quatrième couche avec la couche musculaire à fines fibres, qui, à elles deux, constituent le dilatateur de la pupille.

Depuis Petit (1), Maunoir (2), Dogiel (3), etc., jusqu'au travail tout récent de Durand (4), plusieurs auteurs se sont occupés de la musculature de l'iris chez les oiseaux ; mais le seul avec qui nous soyons le plus d'accord est ce dernier. En effet, Durand a complété cette étude, mais il trouve, comme Grünhagen (5) et d'autres, une couche limitante postérieure (*loc. cit.*, p. 16), que nous ne saurions admettre, ne l'ayant jamais rencontrée dans nos coupes. Il place cette couche entre le plan musculaire postérieur des fines fibres radiées et la couche

(1) PETIT. Description anatomique de l'œil du dindon et d'un certain nombre d'oiseaux et d'amphibies. *Mémoire de l'Académie des sciences*, 1735, p. 142.

(2) MAUNOIR. *Mémoire sur l'organ. de l'iris.* Paris, 1812.

(3) DOGIEL. Ueber den Musculus Dilatator Pupillæ bei Saugethieren, Menschen und Vögeln. *Arch. für mikros. Anat.*, 1870, p. 92.

(4) DURAND. *Description et développement des muscles dans l'iris des oiseaux.* Thèse de Paris, 1893.

(5) GRUNHAGEN. Zur Frage über Iris-musculatur. *Arch. für mikros. Anat.*, Bd. IX, S. 287. — *Zeitschrift für rationnelle Medicin*, Bd. XXXI, 373. (Note.)

pigmentaire épithéliale. En vain avons-nous cherché cette couche, nous avons toujours vu la couche musculaire des fines fibres radiées reposer directement sur la couche épithéliale.

Nous insistons particulièrement sur ce point, c'est-à-dire *sur l'absence de la couche limitante postérieure chez le poulet, car c'est cela qui nous a poussé à faire ce travail, que nous poursuivons depuis le mois de janvier 1893.*

La couche limitante postérieure, ou couche de Henle, dont la présence chez l'homme ne saurait être contestée, se trouve exactement à la place qu'occupe chez le poulet, la couche des fines fibres radiées.

Cette position nous a conduit à penser, avec notre maître, M. le professeur Panas, nous basant sur l'anatomie générale et comparée où, chez différents animaux, on reconnaît l'analogie de deux organes de différente forme rien que par leur position analogue, ce qu'on pourrait appeler « topotaxie » ; cette position donc nous a conduit à penser que la couche de Henle chez l'homme pourrait n'être autre chose que l'homologue des fines fibres radiées du poulet, être de nature musculaire et jouer le rôle de dilatateur de la pupille.

CHAPITRE II

Muscle dilatateur de la pupille chez l'homme.

Depuis Ruysch, Demours, Grünhagen, Henle, Merkel, etc., jusqu'à nos jours, plusieurs auteurs se sont occupés de la question du muscle dilatateur chez l'homme. Les uns le décrivaient dans les différentes couches de l'iris, les autres niaient son existence. Dans ces derniers temps, après les travaux de Boé, Fuchs, Retterer, Debierre, etc., il semble que les partisans de l'absence de ce muscle seraient les plus nombreux. Il nous paraît donc intéressant d'étudier la musculature de l'iris.

L'existence du muscle sphincter de la pupille n'a pas été discutée (exception faite de Blumenbach) (1) ; ce muscle est situé dans la zone interne, plus rapproché de la face postérieure que de la face antérieure de l'iris ; les fibres-cellules qui le composent sont munies d'un noyau en bâtonnet et disposées concentriquement autour de la pupille ; vers sa périphérie seule et seulement sur quelques iris, on distingue des petits prolongements, embrassant une direction obliquement radiée.

Quelques auteurs (2) ont rencontré, disent-ils, dans le stroma de l'iris, un muscle atteignant les procès ciliaires, en suivant la direction des vaisseaux. Les prolongements courts, dont l'existence n'est pas constante, ont un trajet tellement petit, qu'il serait difficile de leur attribuer une action dila-

(1) BLUMENBACH. *Institutiones Physiologicæ*, 1798, p. 204 et 216.

(2) SAPPEY. *Gazette médicale de Paris*, 1855, p. 564. — KÖLLIKER. *Elém. d'hist. humaine*, 1856, p. 670. — ROUGET. *Gazette méd. de Paris*, 1856, p. 562.

tatrice de la pupille. Quant aux faisceaux musculaires du stroma, nous ne sommes jamais parvenu à en rencontrer la moindre trace, ce qui nous fait croire plutôt à leur non existence ; mais ce ne sont ni les courtes fibres, ni les soi-disant longues fibres radiées, qui ont donné naissance à tant de discussions sur le dilatateur. C'est surtout la couche de Henle, ou couche de Bruch, ou couche limitante postérieure qui a fourni le sujet à la plupart des opinions émises là-dessus et si obstinément soutenues.

Nous avons étudié sciemment cette couche et nous avons fini par acquérir la conviction qu'elle est formée de cellules absolument identiques aux fibres musculaires lisses ; mais ce qui nous apparaissait pendant longtemps comme une grande difficulté, c'était l'étude de leurs noyaux.

Nous y rencontrions, en effet, des bâtonnets d'une coloration plus foncée, qui simulaient des noyaux, mais la présence de cellules étrangères et de pigment, nous forçait à nous demander si c'étaient des noyaux contenus dans le corps cellulaire. Pour cette cause nous cherchions le moyen de nous débarrasser du pigment irien. Pour cela nous nous sommes servi de la solution du Dr Griffith augmentée en quantité et proportion.

Après le congrès d'Édimbourg de 1894, notre maître M. le professeur Panas nous conseilla de suivre la méthode du Dr Griffith. M. le Dr Juler, qui obtint la dépigmentation de l'iris, en suivant cette méthode, a eu l'extrême obligeance de nous faire parvenir une de ses préparations, ce dont nous le remercions.

La méthode Griffith est la suivante :

1° On durcit l'œil dans du Müller et on le place, après l'avoir coupé en deux segments, sous l'eau coulante.

2° Vingt-quatre heures après, les segments sont placés pendant quarante-huit heures jusqu'à blanchissement, dans l'euchlorine, solution préparée comme suit : dans un flacon sec et fermé à l'émeri on met un gramme de $KClO^3$ et l'on y verse 2 centim. cubes de HCL très fort ; on agite le flacon et l'on ajoute 300 centim. cubes d'eau distillée.

3° On lave pendant vingt-quatre heures sous l'eau coulante.

4° On passe ces segments dans les alcools successifs à 50°, 70°, 90°, en les laissant séjourner dans chacun d'eux vingt-quatre heures.

5° On lave de nouveau sous l'eau coulante pendant vingt-quatre heures.

6° On les sature dans la gomme et l'on pratique les coupes avec le microtome à congélation.

7° Les coupes seront lavées de leur gomme et placées dans une solution aqueuse d'éosine pendant une demi-heure.

8° On lave l'excès de coloration à l'eau distillée et on place les coupes pendant un moment dans la solution : 5 p. 100 d'HCL.

9° Les couleurs de l'éosine seront restaurées par une simple immersion dans de l'eau distillée.

10° On colore à l'hématoxyline d'Ehrlich et on lave à l'eau.

11° Toutes ces opérations sont complétées en passant les coupes dans l'alcool faible, fort, et finalement dans de l'huile de girofle. Il est bon que l'huile de girofle contienne une légère quantité d'éosine.

12° On monte au baume de Canada.

Nota. — Si on ne passe pas les coupes dans une solution acide, les propriétés différentielles de coloration de l'hématoxyline seront perdues ; elle n'aura plus cette prédilection nucléolaire, mais tout sera diffusément coloré. Il faut se rappeler qu'il est difficile de trop colorer les coupes, tandis qu'il est facile de les peu colorer. Si elles se trouvaient surcolorées par l'hématoxyline, on laisse séjourner dans l'alcool fort un peu plus longtemps ; il réduit leur coloration.

Pour hâter la dépigmentation, nous avons employé une solution plus forte d'euchlorine; c'est la suivante :

$KCLO^3$	1 gr.
HCL	3 gr.
Eau distillée	150 gr.

On durcit l'œil dans du Müller ; on le coupe en deux segments antérieur et postérieur, on en enlève le cristallin et on laisse séjourner en décoloration autant de jours qu'il paraît nécessaire. Si on trouve que la dépigmentation est trop longue à se faire, on peut dépigmenter même après avoir fait les coupes. On colore à l'hématoxyline d'Ehrlich ou à la safranine.

D'après les préparations que nous avons obtenues suivant la méthode ci-dessus, la couche de Henle est formée de fibres-cellules, munies d'un noyau en bâtonnet qui siège dans le corps

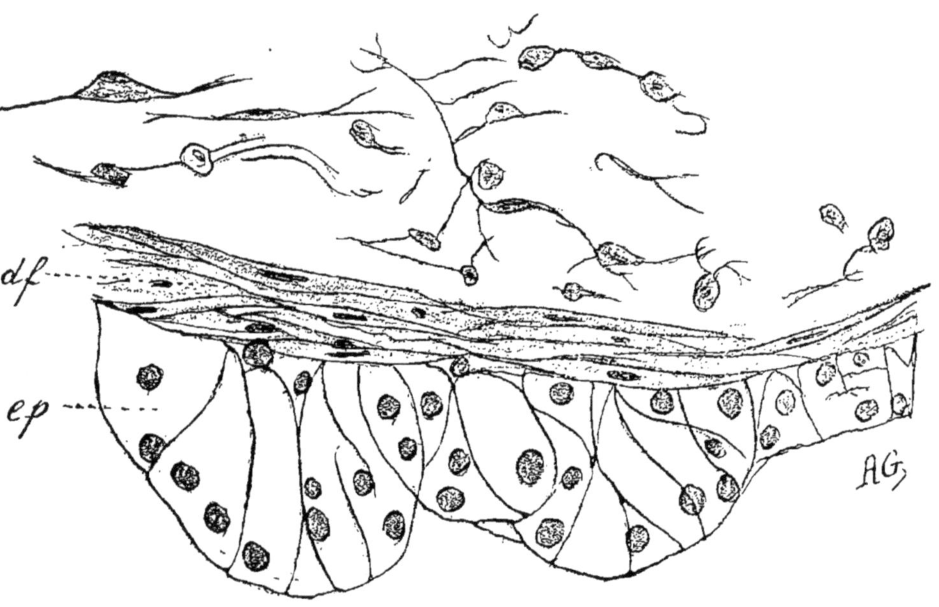

FIG. 14. — *ep*, épithélium dépigmenté. — *df*, dilatateur. — *j*, cellule du stroma.

cellulaire, ce qui ne laisse subsister aucun doute sur sa structure musculaire. Ce muscle, composé d'une double et triple assise de cellules, part du tissu conjonctif du corps ciliaire ; de là, il chemine en diminuant d'épaisseur vers le bord pupillaire, appliqué toujours contre l'épithélium pigmentaire. En atteignant la périphérie du sphincter, ce muscle y prend une première insertion ; puis, continuant son parcours, passe derrière le sphincter et atteint le bord pupillaire ; dans son chemin il prend quelques nouvelles insertions sur le sphincter.

Sur des coupes transversales, préparées d'après la même méthode et atteignant les deux muscles, le sphincter et le dilatateur sont composés de fibres-cellules absolument identiques.

Si nous cherchons à établir une homologie entre ce muscle et le muscle dilatateur du poulet, nous voyons qu'il correspond aux fines fibres radiées que nous avons étudiées chez ce dernier; mais chez le poulet nous avions deux dilatateurs, tandis que chez l'homme nous n'en avons qu'un seul, et en plus, chez le poulet, les deux dilatateurs, comme le sphincter, étaient formés de fibres musculaires striées, tandis que chez l'homme le dilatateur est formé, comme le sphincter, de fibres-cellules.

Nous n'avons pas eu le temps et les yeux nécessaires nous manquaient, pour nous livrer à une étude sur la phylogénie du dilatateur et chercher à quel degré de l'échelle zoologique, ce muscle cessait d'être strié et perdait son chef antérieur.

CONCLUSIONS

En examinant le résultat des recherches que nous avons faites jusqu'ici, tant embryogéniques que celles concernant l'anatomie comparée, nous trouvons que :

1° Le ligament pectiné a son ontogénie ; il persiste chez le poulet toujours, tandis qu'il disparaît chez l'homme vers la fin de sa vie embryonnaire ; la place qu'il occupait reste vide et fait partie de la chambre antérieure, en formant l'angle de cette chambre.

2° La paroi postérieure du canal de Schlemm fait suite à l'endothélium cornéen chez l'homme et chez le poulet.

3° Le muscle ciliaire est formé chez le poulet de deux parties, une antérieure, l'autre postérieure ; chez l'homme il n'en existe en règle qu'une seule correspondant à la partie postérieure de celui du poulet ; et tandis que chez l'un cette dernière s'insère sur le canal de Schlemm, chez l'homme le muscle se fixe au sommet de l'angle de la chambre antérieure.

4° La couche dite de Henle de l'iris n'existe pas chez le poulet, en ce sens qu'elle est représentée par les fines fibres radiées et striées du muscle dilatateur. Chez l'homme la couche qui porte, pour la plupart des auteurs, ce nom, est bien le muscle dilatateur de la pupille, qui est unique et correspond, comme nous l'avons vu, aux fibres radiées précédentes.

INDEX BIBLIOGRAPHIQUE

AUTEURS QUI NIENT L'EXISTENCE D'UN DILATATEUR DANS L'IRIS HUMAIN

1700. — Fr. Ruysch. *Responsio* (13 lettre) *ad Virum experientissimum*, Christianum Wedelium, in epistolam anatomicam problematicam. De ocularum Tunicis, p. 15.

1750. — Demours (père). D'une dissertation sur la mécanique des mouvements de la prunelle, où l'on examine quelle est la structure et la manière d'agir des fibres droites de l'uvée. *Mémoires de l'Académie Royale des Sciences*, t. II, p. 586.

1797. — Blumenbach. *Institutions physiologiques*, p. 136 et 142.

1845. — S. Furnari. *Voyage médical dans l'Afrique septentrionale*, p. 45.

1864. — A. Grünhagen. Ueber Irisbewegungen. *Archives für Pathol. Anat. u. Physiol. v. R. Virchow*. Bd. XXX, p. 504.

1865. — Rouget. Note sur la structure vasculaire de l'iris et de la choroïde. *Gazette médicale de Paris*, p. 137.

1866. — A. Grunhagen. Ueber das Vorkommeneines Dilatator Pupillæ der Iris des menschen und der Säugethiere. *Zeitschrit für rationnelle Medicin*. Bd. XXVIII, p. 176.

1868. — A. Grünhagen. Nachträglicher Zusatz. *Zeitschrift für rationnelle Medicin*. Bd. XXXI, p. 403 et p. 373, note.

1873. — A. Grünhagen. Zur Frage ueber die Iris-musculatur. *Archives für Mikrosk. Anat. v. Max Schultze*. Bd. IX, p. 286 et p. 726, ueber die hintere Begrenzungsschichte der menschlichen Iris.

1885. — E. Fuchs. Zur Anatomie der Iris. *Klin. Monatsb. f. Augenheilk.*, XXIII, p. 474.

— E. Fuchs. Beiträge zur Normalen Anatomie der Menschlichen Iris. *Arch. f. Ophtal.*, XXXI, 3, p. 69.

1885. — Boé. Quelques recherches sur la couche pigmentaire de l'iris et sur le soi-disant muscle dilatateur de la pupille. *Archives d'ophtalmologie*, p. 311.

1885. — Koganei. Untersuchungen ueber den Bau der Iris des Menschen und der Wirbelthiere. *Archiv. f. mikrosk. Anat.*, t. XXV, p. 1.

1887. — Schwalbe. *Lehrbuch der Anatomie der Sinnes-organe*, t. II, p. 205.

1888. — Ed. Retterer. Note sur la structure de l'iris chez les mammifères. *Bulletin de la Société de biologie*, p. 319.

1888. — CH. DEBIERRE (de Lille). Sur le muscle de l'iris de l'homme. *Soc. biol.*, p. 361, et *Anat. descriptive*, t. II, p. 245.

1892. — E. FUCHS. *Manuel d'ophtalmologie*, p. 261 (traduction française de la deuxième édition allemande).

1893. — E. BERGER. *Anatomie normale et pathologique de l'œil*, p. 117 (deuxième édition).

1893. — GUNN. *Anatomie descriptive by Menry Morris*, p. 884.

AUTEURS QUI CROIENT A L'EXISTENCE D'UN DILATATEUR DE L'IRIS

Placé dans la couche de Bruch :

1866. — HENLE. *Handbuch des system. Anat. des Menschen*, t. II, p. 635.

1866. — FABER. *Der Bau des Iris des Menschen...* Leipzig.

1868. — MERKEL. Zur Anatomie der Iris : *Zeitschrift fur rationnelle Medicin*, XXXI, p. 136.

1868. — HUETTENBRENNER. *Sitzungsberichte d. K. Akademie d. Wissenschaften zu Wien*, 1. Abth. p. 515.

1873. — MERKEL. Die musculatur der menschlichen iris Rostock.

1873. — JEROPHEEFF. *Die Musculatur der Menschl.* Stiller'sche Buchhandlung.

1874. — IWANOF et ARNOLD. *Handbuch der ges. Augenheilkunde*, Graefe-Saemisch, t. I, p. 286.

1886. — IWANOF et JEROPHEEFF. *Traité complet d'ophtalmologie*, par de WECKER et LANDOLT, t. II, p. 267 et 268.

1886. — DOSTOIECWSKY. *Archiv. f. mikrosk. Anat.*, t. XXVIII, p. 118.

1894. — H. JULER. *Transactions of the right International Ophthalmological congress held in Edinburgh*, August 1894, p. 67. A contribution to the Anatomy and physiology of the Iris.

1894. — E. A. SCHÆFER. Quains. *Elements of Anatomy*. Deuxième édition, Londres. Vol. III, partie III, p. 32.

Ceux qui le placent dans le stroma de l'iris :

1702. — RUYSCH. *Thesaurus anatomicus secundus*, p. 14.

1707. — ANTOINE MAITRE-JEAN. *Traité des maladies de l'œil*, p. 26.

1732. — J. B. WINSLOW. *Exposition anatomique de la structure du corps humain*, p. 663.

1767. — DE SAINT-YVES. *Nouveau traité des maladies des yeux*, p. 12.

1772. — JEAN JANIN. *Mémoires et observations anatomiques physiologiques et physiques sur l'œil*, p. 8.

1806. — DESMONCEAUX. *Traité des maladies des yeux et des oreilles*, t. I, p. 12

1821. — J. P. MAUNOIR (de Genève). *Mémoire sur l'organisme de l'iris et l'opération de la pupille artificielle.*

1837. — VALENTIN. *Repertorium für Anatomie und Physiol.* Band. II, p. 247.

1847. — J. F. Carron du Villards. *Maladies des yeux*, t. I, p. 146.

1856. — Rouget. Recherches anatomiques et physiologiques sur les appareils érectiles ; appareil de l'adaptation de l'œil chez les oiseaux, les principaux mammifères et l'homme. *Gazette médicale de Paris*, p. 351 et 562, sur la structure de l'œil et en particulier sur l'appareil irio-choroïdien.

1856. — Ph. C. Sappey. *Gazette médicale de Paris*, p. 564, et *Traité d'anatomie descriptive*, t. III, p. 739. Paris, 1889.

1867. — Luschka. *Die Anatomie der menschlicher Kopfes*. Tubingen, p. 416.

1867. — Kölliker. *Handbuch des Gewebelehre der Menschen*, p. 667 et *Eléments d'histologie humaine*, p. 670 (traduct. française).

1870. — Dogiel. Ueber den musculus dilatator pupillæ, bei Saugethieren, Menschen und Vögeln. *Arch. für mikrosk. Anat.*, t. VI, p. 92.

1874. — Cruveilhier. *Traité d'anatomie descriptive*, t. II, p. 665.

AUTEURS CROYANT A L'EXISTENCE DU DILATATEUR DANS L'IRIS DES OISEAUX

1812. — Maunoir (de Genève). *Mémoire sur l'organ. de l'iris* (il le place en dehors de l'iris), p. 28.

1852. — Kölliker. *Mikrosk. Anat.*, t. II, p. 643.

1857. — Mueller. Ueber den accomodation apparat. in Auge der Vogel desonders der Falkan. *Archiv. f. Ophthal.*, vol. III, p. 26.

1864. — Grunhagen. *Archiv. f. microsk Anat.*, p. 288.

1868. — Huttenbrenner. Ueber den Dilatator pupillæ, *Sitzungsberichte der Academie der Wissenschaften. Wien Naturwissenschaftliche classe*, p. 57, 1te Abtheil., p. 518.

1870. — Dogiel. *Archiv. f. mikrosk. Anat.*, p. 92, t. VI.

1872. — Mueller. *Gesammelt. Schriften zur Anat. und Physiol. des Auges*, t. I, p. 182.

1876. — Leuckart. *Handbuch d. gesammt. Augenheilkunde*, t. II, 2e partie, p. 237.

1887. — Gaufield. *Ueber den Bau des Vogeliris*. Inaugural dissertation Berlin. 1886. A. Vergleichende Anat. studien, ueber den accomodation apparat des Vogelauges. *Arch. f. mikrosk. Anat.*, 1887, t. XXVIII, p. 121.

1893. — G. Durand. *Société de biologie*, p. 137 et 242. *Disposition et développement des muscles dans l'iris des oiseaux*. Thèse de Paris.

AUTEURS QUI NIENT L'EXISTENCE DU DILATATEUR DANS L'IRIS DES OISEAUX

1815. — Muck. *De ganglio ophtalmico et nervis ciliaribus saudishut*, p. 40 et 78 (il ne trouve que des vestiges des fibres radiées).

1856. — Wittich. *Arch. f. Ophthalm.*, t. II, 1re partie, p. 129.

1864. — GRUNHAGEN. *Virchow's Archiv. f. path. Anat.*, XXX, p. 507. Ueber iris Bewezung.

1875. — MICHEL. *Die histologische Struchtur des Iris stronk.* Universitäts Programm. Erlangen, 1875.

EMBBYOLOGIE ET LIGAMENT PECTINÉ

1856. — A. KÖLLIKER. *Éléments d'histologie humaine* (traduction francaise de la 2e édition, p. 663).

1877. — L. KESSLER. *Zur Entwickelung des Auges der Wirbelthiere*, p. 82 et 96.

— KÖLLIKER. *Embryologie de l'homme et des animaux supérieurs* (traduction française, 1882, p. 687).

1879. — BRIGGS. Sitzungsberichte der Kaiserl. Akad. der Wissenschaft von Wien, vol. LXXIX, IIIe partie, p. 284.

1879-80. — KONIGSTEIN. *Arch. für Ophtal.*, vol. XXV, p. 289, et XXVI, p. 139.

1881. — RANVIER. Leçons d'anatomie générale. Cornée, p. 338.

1881. — ANGELUCCI. *Arch. f. mikr. Anat.*, Bd. XIX, p. 152.

1885. — REAL Y BEYRO. *Contribution à l'étude de l'embryologie de l'œil*, p. 22, thèse de Paris.

1886. — WALDEYER. *Traité complet d'ophtalmologie*, par de Wecker et Landolt, t. II, p. 69.

1887. — CHWALBE. *Lehrbuch der Anatomie der Sinnesorgans*, t. II, p. 173.

1889. — SAPPEY. *Traité d'anatomie descriptive*, t. III, p. 716.

1892. — FUCHS. *Manuel d'ophtalmologie*, p. 268 (traduction française, 2e édition).

1893. — BERGER. *Anatomie normale et pathologique de l'œil*, p. 120 (2e édition).

1893. — DURAND. *Disposition et développement des muscles dans l'iris des oiseaux*, Thèse de Paris, p. 22.

1894. — TESTUT. *Traité d'anatomie humaine*, t. III, p. 690.

IMPRIMERIE LEMALE ET Cie, HAVRE

www.ingramcontent.com/pod-product-compliance
Ingram Content Group UK Ltd.
Pitfield, Milton Keynes, MK11 3LW, UK
UKHW020431230726
13925UKWH00004B/1684